JN055739

体重計のいらない
ラクダ式ダイエット

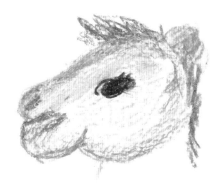

作・絵 西〈にし〉ゆうき

風詠社

はじめに

皆さん、はじめまして。西と申します。
この度は、よろしくお願いします。

食べるのが大好きな僕が、簡単に痩せられた方法を皆さんに
知ってほしくて、この本を書きました。

最初から一番キツい内容で始まりますが、このダイエットには
夜に食べる幸せがあります。騙されたと思って、僕についてきて
ください。あなたの食生活を変えます。

カロリーは何 kcal まで、毎日体重計に乗ろう、そんな細かい
事はもうウンザリですよね。

では、出発しましょう。このダイエットは朝から始まります。

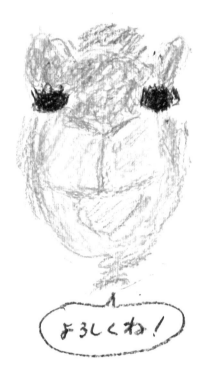

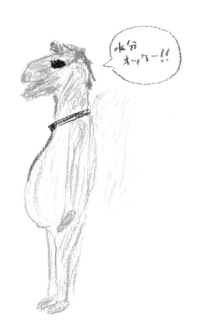

　一番最初に、一番キツい事を言わせてもらいます。

　このラクダ式ダイエットでは、朝ご飯を食べません。

　朝食の代わりに、水やお茶で昼食まで過ごします。

　はい無理〜、私朝食べないと死ぬ〜、と思う方が大半だと思いますが、安心してください。すぐに慣れます。死にません。

　1ℓでも2ℓでも水やお茶を飲んで、誤魔化してください。

　元々朝食べない人は、昼と夜の食生活を見直しましょう！

　きっと反省点があるはずです。朝に薬を飲む人は、乳製品を飲んでから薬を飲んでみてください。でも、気持ち悪くなる場合は無理しないように。

一番辛い時間が朝から昼までなので、昼からはどうって事ないです。

　胃の中を空にして過ごすと体の脂肪などを使いますのでその飢餓の状態は避けて通れません。

　砂漠を歩くラクダだと思ってください。

　ラクダはコブの脂肪をエネルギーに変えます。

　我々も腹の肉をエネルギーに変えましょう。

　胃がキリキリする前に水分で誤魔化してください。

　胃を休めたり、胃を縮めたりして、たくさん水分を取るのでデトックスになります。胃が気持ち悪くなったり、お腹が鳴るのは痩せている証拠。喜びましょう。

　さぁ、次は待ちに待った昼食です

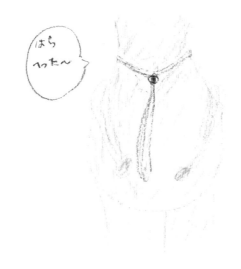

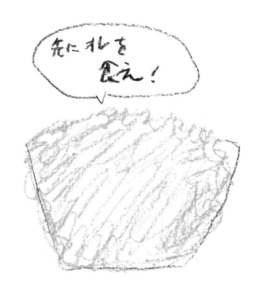

『絶対に野菜から』

　皆さんはどんな昼食を食べていますか？　会社の食堂、手作り
弁当、コンビニ弁当、パン、色々あると思います。最初から減ら
すのは難しいので、いつもの昼食にサラダを追加してください。

　例えば、男性ならおにぎり２個とカップラーメンなどでしょう
か、私もそうでした。まずはそこにサラダを追加してあげてくだ
さい。サラダを食べてから、おにぎりとカップラーメンを食べま
す。

　社食の人は、野菜をぜーんぶ食べてから、おかずとご飯を食べ
てください。

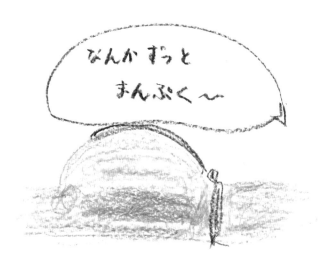

　朝食を抜いているからお腹が減りすぎてたくさん食べてしまう、と皆さんは思うでしょう

　食べてみると分かると思いますが、普段よりすぐにお腹がいっぱいになります。朝を抜いているので、胃が小さくなっています。サラダを足すだけで、かなり満たされます。野菜嫌いな人は、豆腐などで代用してみましょう。

　夜はむさぼり食えるので、安心してください。腹ペコで食べる夜のサラダは最高です。

待ちに待ったディナータイムです。

　ラクダ式ダイエットのルールとして、夜はお米や麺類などの炭水化物を食べません。揚げ物、脂身の多い肉も控えます。代わりに、野菜ならいくら食べてもＯＫです。

　僕はトマトとキュウリが苦手なので、レタスやキャベツを食べていました。レタス半玉を一口大に切り、ツナやハムなどを入れてマヨネーズで食べるのが、僕のお気に入りです。そんな自分好みのサラダを【むさぼり】食ってください。

　夜にはお腹が空いているので、たとえサラダでも、ものすごく美味しく感じます。

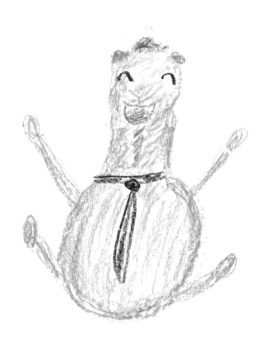

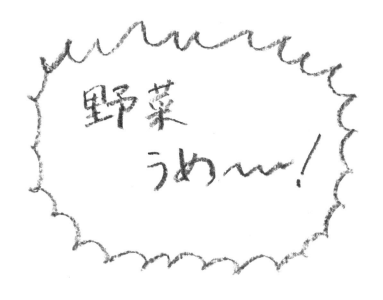

　食前にお茶1杯、もずく、サラダ、わかめスープ。〆にゆで卵やじゃがいもをチンしたやつ。油の少ない鶏肉、砂肝などもいいですよ。

　あなたの好きな野菜のフルコースをどうぞ。

　お腹の中にサラダで鳥の巣を作ってから、〆を食べてください。お腹が空いている分、満足度は高いです。

　ご飯なら茶碗1杯で終わってしまいますが、野菜ならボウルいっぱい食べてもお釣りが返ってきます。夜中にお腹が空かないように、少し遅めのディナーがおすすめです。

　では、明日に行きましょう。

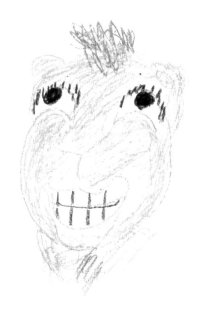

　朝食は、変わらず水やお茶でしのいでください。2日目は少し
楽だと思います。

　あなたのお腹は空になって、体の脂肪を使います。お腹が鳴っ
たりキリキリしたりしますが、避けては通れない道です。

　ごめんなさい。それは仕方ないのです。

　同僚が普通に日常を送っている中、あなたの脂肪はゴリゴリと
削られています。誰も、あなたがダイエットしているという事を
知りません。

　周りに知られず着実に痩せていく自分に、優越感を感じるで
しょう。その効果を日々味わってください。

昼食は引き続き、サラダを追加しておにぎり2個とカップラーメンでしょうか。ところが、だんだんとカップラーメンが重たく感じるようになってくると思います。カップラーメンは春雨スープに、春雨スープは味噌汁やゆで卵というように、慣れてきたら変えてみてください。そして、昼ぐらいはお米を食べましょう。

　夜に何を食べるか考えながら、日中を過ごします。

　あなたの好きな野菜を探してください。

　我慢はしているんだけど、不思議とサラダなどあっさりした食べ物を求めるようになります。

　それが、このラクダ式ダイエットなのです。

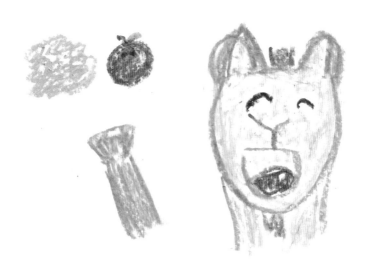

おわりに

　その生活に慣れると体重計に乗らなくていいという意味も分かってくると思います。それは『効果がありすぎて、別に体重計に乗らなくても痩せていっているのが分かるから』なのです。

　でも、僕や試した友人は、痩せていって楽しいから毎日体重計に乗っちゃってます。必要ないと言われると見ちゃうのが人間。毎日見るのはいい事ですよね。見る見ないは、ご自由にどうぞ。

　太るのは、朝食のせいで一日が『ご飯中毒』になっていて、食べすぎているからなのです。ただし、子供たちは成長期なので、余程の肥満でない限りは普通に朝昼晩、食べたほうがいいでしょう！

　痩せる仕組みを言いますと、人間は胃での消化に３～４時間、小腸で栄養の吸収に５～８時間かかります。食べ物の栄養は大半が小腸で吸収されます。もちろん個人差があるので消化が遅く、小腸が長い人、同じ量の食べ物でも吸収してしまう人がいます。男女差もあるらしく、女性のほうが腸が長いそうです。赤ちゃんのために栄養を吸収しようとする力が強いのでしょう。女の人が痩せにくいのは、これが原因だと思います。ダイエットしても男のように体重は減りません。

　デリカシーのない僕が女性に「食べる量は別に普通なのに、何でだろうね？」って言うと、「あたしが知りたいわ」ってキレられるのも納得です。女性は腸が長いのです。

小腸に食べ物がない状態で活動しないと体の脂肪は減りません。

　朝に食べてしまうと、昼食までに小腸に物が入りっぱなし。

　脂肪を使う時間がないのです。なら睡眠を挟んだ朝を抜くっきゃないですよね。夜はお腹いっぱいで寝たいですもん。

　このダイエット法のいいところは、朝の空腹が辛いだけなので、それを水分でコントロールできれば、もう怖いものなしです。

　お腹が空いて昼ご飯が待ち遠しいですが、あなたの脂肪は少しずつ溶けていってます。『腹減った＝痩せている』この幸せを覚えておいてください。

　夜もサラダがメインですが、夜になれば不思議とサラダが食べたくなります。僕はこの方法の効果がありすぎて特効薬を発見したような気持ちになり、これを広めないとという使命感にかられ貯金を全て使い本にしました。助けてください。

　血圧、コレステロール値が高い、見た目に自信がない、体重を減らすことで得られるものが色々あります。ダイエットはあなたに幸せをもたらします。

　不健康な人が今より健康になり、一日でも素敵な時間が増えますように。好きな人との距離が一歩でも近づきますように。

　最後まで読んでいただき、ありがとうございました。

＊ダイエットを始める前の情報を残しておこう！

開始前　　　　　　年　　　　　月　　　　　日

体重　　　　　　BＭＩ　　　　　　血圧

ウエスト

食生活（食事の時間と、普段よく食べているもの）

朝食（　　　　時頃）

昼食（　　　　時頃）

夜食（　　　　時頃）

特に好きな食べ物

＊ダイエット前の全身写真

1 週目　　　　　　年　　　　　月　　　　　日

体重　　　　　　BMI　　　　　　血圧

昼食（　　　　時頃）

夜食（　　　　時頃）

良かった事

反省点

対策

---

2 週目　　　　　　年　　　　　月　　　　　日

体重　　　　　　BMI　　　　　　血圧

昼食（　　　　時頃）

夜食（　　　　時頃）

良かった事

反省点

対策

3 週目　　　　　　　　年　　　　　　　月　　　　　　　日

体重　　　　　　　BMI　　　　　　　血圧

昼食（　　　　時頃）

夜食（　　　　時頃）

良かった事

反省点

対策

---

4 週目　　　　　　　　年　　　　　　　月　　　　　　　日

体重　　　　　　　BMI　　　　　　　血圧

昼食（　　　　時頃）

夜食（　　　　時頃）

良かった事

反省点

対策

5 週目　　　　　　　年　　　　　月　　　　　日

体重　　　　　　　ＢＭＩ　　　　　　血圧

昼食 （　　　　時頃）

夜食 （　　　　時頃）

良かった事

反省点

対策

---

6 週目　　　　　　　年　　　　　月　　　　　日

体重　　　　　　　ＢＭＩ　　　　　　血圧

昼食 （　　　　時頃）

夜食 （　　　　時頃）

良かった事

反省点

対策

7 週目　　　　年　　　　月　　　　日

体重　　　　　　BMI　　　　　　血圧

昼食（　　　　時頃）

夜食（　　　　時頃）

良かった事

反省点

対策

---

8 週目　　　　年　　　　月　　　　日

体重　　　　　　BMI　　　　　　血圧

昼食（　　　　時頃）

夜食（　　　　時頃）

良かった事

反省点

対策

19

3ヶ月後　　　　　　年　　　　　月　　　　　日

体重　　　　　　　ＢＭＩ　　　　　　　血圧

ウエスト

昼食（　　　　時頃）

夜食（　　　　時頃）

良かった事、反省点、対策など

体の変化（どんな変化がありましたか）

＊３ヶ月後の全身写真

＊お気に入りのレシピや摂りたい食材のメモなどにお使いください。

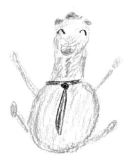

西　ゆうき（にし ゆうき）

1989年 兵庫県生まれ
夜間工業高校卒
18歳から現場仕事

体重計のいらないラクダ式ダイエット

2024年2月14日　第1刷発行

著　者　　西ゆうき

発行人　　大杉　剛
発行所　　株式会社 風詠社
　　　　　〒 553-0001　大阪市福島区海老江 5-2-2 大拓ビル 5 - 7 階
　　　　　℡ 06（6136）8657　https://fueisha.com/
発売元　　株式会社 星雲社（共同出版社・流通責任出版社）
　　　　　〒 112-0005　東京都文京区水道 1-3-30
　　　　　℡ 03（3868）3275
装　幀　　2DAY
印刷・製本　シナノ印刷株式会社